VARICES

ET

ULCÈRES DES JAMBES.

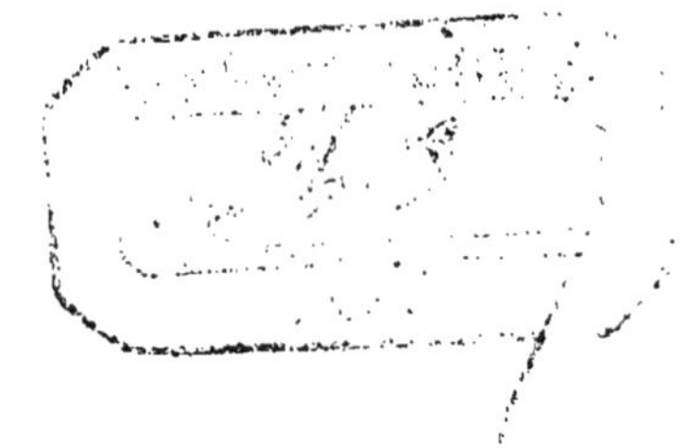

VARICES

ET

ULCÈRES DES JAMBES;

DÉCOUVERTE D'UN

PROCÉDÉ SIMPLE DE GUÉRISON,

ET INDICATION DE

QUELQUES CONSEILS POUR PRÉVENIR CETTE MALADIE;

PAR LE DOCTEUR LAMBOSSY,

DE NYON, PRÈS GENÈVE.

PARIS,

TYPOGRAPHIE HENRI PLON,

RUE GARANCIÈRE, 8.

1855

VARICES

ET

ULCÈRES DES JAMBES.

DÉFINITION.

Les veines ayant des parois très-minces et très-extensibles se dilatent facilement. Ces dilatations produisent des tumeurs de formes variées que l'on désigne sous le nom de *varices*. Toutes les veines du corps peuvent se dilater, mais les varices des jambes étant de beaucoup les plus communes, ce sont celles dont nous nous occuperons spécialement dans ce travail.

Les varices des jambes se développent en général fort lentement. Inaperçues à leur début, elles s'accroissent peu à peu pour former des cordons flexueux, des saillies irrégulières, des tumeurs de forme, de couleur et de consistance variées. Elles s'effacent sous la pression du doigt, pour reparaître aussitôt. Elles diminuent au lit et tendent à disparaître par la position horizontale; elles se développent et augmentent au contraire par la station, la marche, les efforts. On voit des jambes qui le matin, au lever, paraissent être à l'état normal, et qui chaque soir, après la fatigue du jour, sont enflées, dures, déformées, bleuâtres. C'est là le premier degré de la maladie, que nous appellerons *période de dilatation* ou *varices proprement dites.*

Avec le temps, ces veines dilatées et leurs ramifications disparaissent peu à peu en perdant leur organisation première ; elles s'obstruent, leurs parois s'épaississent, dégénèrent et se confondent avec les tissus environnants pour former un tout nouveau, homogène, d'une couleur foncée, violacée, et surtout d'une dureté extraordinaire et caractéristique. Nous appellerons ce second degré de la maladie *période d'induration* ou *induration variqueuse.*

La jambe variqueuse indurée ne tarde pas à devenir le siége de vives démangeaisons, d'érysipèles chroniques, d'érosions et d'ulcérations lentes qui fournissent une abondante suppuration séreuse. La plus légère contusion, le moindre coup qui porte sur une jambe parvenue à ce degré, y détermine aussitôt des ulcères chroniques interminables, qui creusent les chairs et ne se cicatrisent le plus souvent que pour être remplacés par d'autres de même nature. C'est le troisième degré de la maladie ou la période d'*ulcération variqueuse.*

VARIÉTÉS.

La maladie ne suit pas toujours la marche générale que nous venons de tracer. Elle présente exceptionnellement des variétés qui sont cause de fréquentes erreurs de diagnostic, et qu'il est par conséquent essentiel de connaître sous le rapport du traitement.

C'est ainsi qu'on voit quelquefois le cruor du sang veineux se coaguler et se concréter dans les vaisseaux dilatés, de manière à former des tumeurs dures, bosselées et circonscrites, le plus souvent indolentes et bien distinctes de ce que nous avons appelé l'induration variqueuse. Ces tumeurs persistent en général dans le même état, et ne passent que rarement à ulcération.

D'autres fois la dilatation porte exclusivement sur les petites ramifications veineuses, et donne lieu à des intumescences molles, spongieuses, comme on en remarque souvent au creux du jarret. Quand la dilatation capillaire s'étend à toute la jambe d'une manière uniforme, cette variété variqueuse ressemble parfaitement à l'œdème, et peut être prise pour cette maladie ; erreur regrettable sous le rapport du traitement, comme nous en verrons un exemple rapporté à l'observation III. Cétte erreur est d'autant plus facile que dans ces cas la peau conserve en général sa couleur normale, et ne présente au premier coup d'œil aucune apparence de varices.

Quand la dilatation porte principalement sur le plan capillaire profond et qu'elle est accompagnée de douleur vive, comme cela arrive quelquefois, la nature du mal est encore plus difficile à reconnaître, surtout si les veines superficielles persistent à l'état normal. On est tenté alors de prendre cette variété pour de la phlegmasie blanche ou pour quelque affection de cette classe. Ces cas font le désespoir des malades et des médecins, le diagnostic et le traitement pouvant persister pendant des années dans l'obscurité ou dans une fausse voie, et ne pouvant être d'aucun secours aux pauvres patients. Nous en avons vu deux exemples bien remarquables, dont l'un est resté incurable et méconnu, et l'autre est rapporté à l'observation IV.

On comprend l'importance qu'il y a à faire connaître ces deux variétés de l'état variqueux sous le rapport du traitement. Méconnues et traitées comme de l'œdème, de la phlegmasie blanche, etc., ce mal persiste incurable indéfiniment, tandis que la guérison peut être obtenue d'une manière presque instantanée, quand on reconnaît sa nature variqueuse.

Quelles que soient la marche et la forme qu'aient affectées les varices des jambes, *l'ulcération* des parties dégénérées est en général, comme nous l'avons dit, le dernier terme de la maladie. Lorsque la dégénérescence a ainsi atteint tous les tissus superficiels, y compris les veines, il arrive le plus souvent qu'on ne retrouve à cette époque ni enflure, ni dilatation, ni état variqueux proprement dit. La jambe, qui plusieurs années auparavant était tuméfiée et déformée, a repris peu à peu un volume normal ou même moindre. Elle ne présente plus alors que l'ulcération qui l'a envahie graduellement, à mesure que la dégénérescence lui en a préparé le terrain en faisant disparaître les symptômes du premier degré. On n'y voit plus aucune trace de varices proprement dites. Cette circonstance est des plus importantes à noter, car en faisant ainsi perdre de vue l'origine du mal, elle a souvent donné le change sur sa véritable nature.

C'est encore là une cause d'erreur qui peut faire ranger le mal variqueux du troisième degré dans les ulcères scrofuleux, dartreux, scorbutiques, etc., et inspire les traitements les plus divers pour des maux qui, malgré la variation de leur aspect, reconnaissent la même cause, et ne peuvent se guérir que par le traitement anti-variqueux, seul rationnel et efficace.

Les varices, pendant tout leur cours, peuvent être accompagnées de complications faciles à reconnaître et sur lesquelles nous ne nous étendrons pas. Telles sont les érysipèles aigus, les abcès, les phlébites, les épanchements de sang dans le tissu cellulaire, les hémorrhagies, etc.

MARCHE, DURÉE.

Les varices ont en général une marche incessante. Le plus souvent compatibles avec une bonne santé générale, on les voit débuter dans la jeunesse ou l'âge mûr, s'accroître et persister jusque dans la vieillesse la plus avancée, et avoir ainsi une durée de trente, quarante ans et au delà, quand elles ne sont pas traitées convenablement. Infirmité réputée incurable, sans danger immédiat pour la vie, mais qui préoccupe sans cesse le malade et empoisonne son existence. Elle empêche la marche et cause dans le membre qui en est atteint un sentiment continuel de pesanteur, de malaise et souvent de vive souffrance.

La douleur accompagne toujours plus ou moins la maladie variqueuse, mais c'est surtout dans les deux dernières périodes qu'elle est le plus prononcée. Elle n'est point en rapport d'ailleurs, comme on pourrait le croire, avec le degré du mal, et elle varie beaucoup quant à sa nature, à son intensité et aux circonstances dans lesquelles elle se produit.

Quelques malades accusent une douleur vive, d'autres seulement de la pesanteur et du malaise, et d'autres enfin une angoisse nerveuse inexprimable, se rapprochant de celle qu'on éprouve par le port prolongé d'une chaussure trop étroite. La plupart sont soulagés par le lit ou la position horizontale ; ils craignent d'avoir la jambe pendante et redoutent la marche : aussi les voit-on recourir à toute espèce de moyens pour éviter cette position. Nous avons vu une jeune femme dont la peau du genou était devenue calleuse comme de la corne, parce que depuis plusieurs années elle avait imaginé de se servir d'un tabouret sur lequel elle appuyait la jambe fléchie pour marcher et faire son ménage.

Cependant un grand nombre de variqueux se plaignent surtout de leurs nuits, pendant lesquelles ils sont obligés de changer souvent de position et même de marcher par intervalles pour chercher à distraire un peu la douleur qu'ils éprouvent.

On voit aussi des malades arrivés au dernier degré de l'ulcération accuser peu de souffrance et marcher encore avec assez de facilité, tandis que d'autres atteints de simples érosions, ou même seulement d'induration, éprouvent des douleurs intolérables et sont obligés pour cette raison de garder le lit indéfiniment, comme l'observation IV nous en donne un exemple remarquable.

CAUSES ET NATURE DE LA MALADIE.

Les causes des varices sont de deux ordres. Les auteurs indiquent toutes celles qui s'opposent au libre retour du sang veineux des extrémités au centre du corps, comme les constrictions, les compressions, les ligatures, les jarretières, les corsets, l'état de grossesse souvent répété, la marche excessive, l'équitation, certaines positions du corps, un travail corporel exigeant des efforts suivis, etc.

Ces causes sont bien réelles sans doute, nous sommes loin de les rejeter, mais nous ferons observer que ce sont simplement des *causes déterminantes*, et qui n'agissent pour produire l'état variqueux que chez les personnes qui y sont PRÉDISPOSÉES, et chez celles-là seulement. On verra, par exemple, une ou deux grossesses être suffisantes pour produire des varices très-prononcées chez quelques femmes, tandis que des mères de dix à douze enfants conservent leurs jambes à l'état normal. Certains ouvriers seront atteints de varices après quelques mois d'un travail que d'autres peuvent continuer impunément pendant tout le cours de leur vie. De grands marcheurs seront exempts de varices, tandis que d'autres personnes ne pourront continuer une marche de quelques heures par jour, à cause de la dilatation des veines et de l'enflure qui surviennent aux jambes.

Le plus souvent d'ailleurs le même sujet ne présente qu'une seule jambe variqueuse, tandis que l'autre est restée saine, et cependant toutes deux ont été soumises au même service, aux mêmes causes déterminantes.

Ces réflexions forcent nécessairement à admettre, pour l'état variqueux, un autre ordre de causes que celui indiqué jusqu'à présent. Il y a évidemment encore une *cause prédisposante spéciale*, locale, propre à certains individus.

Cette *prédisposition congénitale*, cause première, interne, des dilatations veineuses, dépend-elle d'une faiblesse générale, constitutionnelle? Nullement. Les varices se rencontrent avec toutes les constitutions, tous les tempéraments, et peut-être même, comme nous serions tenté de le croire d'après notre observation, plus souvent chez les individus forts que chez les faibles. On voit en effet fréquemment les plus beaux hommes réformés du service militaire pour cette maladie, et les femmes les mieux constituées privées de la marche à cause de l'état variqueux.

Dans la plupart des cas, le mal se déclare sans cause déterminante bien prononcée, et on le voit coïncider avec le tempérament sanguin, la fermeté des chairs et tous les attributs d'une belle santé générale. On remarquera par contre des personnes frêles, délicates, n'avoir jamais de varices quoique soumises aux causes secondaires les plus capables de les faire développer. Celles qui sont scrofuleuses, cachectiques, celles qui sont atteintes d'un principe morbide héréditaire, d'un vice du sang, y sont peut-être moins prédisposées que les autres.

Nous tenons à constater ce fait, parce qu'il se trouve en opposition avec certains préjugés populaires dont nous parlerons plus tard.

De ces faits d'observation il résulte bien clairement que la cause interne que nous cherchons, la prédisposition aux varices des jambes, n'est autre chose qu'une faiblesse des parois veineuses, faiblesse localisée dans ces parois et tout à fait indépendante du tempérament, de la constitution et de la santé générale.

Cette cause interne, locale, des varices n'est point d'ailleurs si extraordinaire, comme elle le paraît au premier abord. C'est tout simplement une de ces aberrations de l'état normal dont chacun de nous offre quelque exemple ; un de ces caprices de l'organisation dont le principe ne peut nous être connu, mais qui se retrouve sous diverses formes chez presque toutes les créatures. L'un est disposé aux varices, l'autre aux loupes du cuir chevelu, un troisième aux verrues, etc. Et tout cela existe sans qu'il soit possible d'établir un rapport entre ces dispositions locales et l'état général.

La prédisposition variqueuse est du reste toute négative, car ce n'est qu'un défaut de résistance des parois veineuses qui se dilatent lorsqu'une cause déterminante vient à entraver la circulation du sang. On pourrait même dire que cette prédisposition existe chez tous les individus à des degrés variés, et selon que la résistance des parois veineuses donnera plus ou moins de prise à l'action des causes déterminantes et secondaires.

A l'appui de ce que nous venons de dire, nous ajouterons que les varices et toutes leurs conséquences peuvent être produites artificiellement chez la plupart des sujets. On le voit, par exemple, lorsque, soit avec intention, soit par accident, une compression ou une ligature vient interrompre dans un membre la circulation du sang des veines superficielles.

On peut en faire l'expérience sur le premier venu et même sur un sujet choisi comme le moins disposé à devenir variqueux. Si on lui lie la jambe à la jarretière assez fortement, qu'on laisse cette ligature en place, de manière à empêcher presque complétement le cours du sang dans le plan veineux superficiel, on verra les veines devenir saillantes, la jambe se tuméfier peu à peu, acquérir une couleur foncée, bleuâtre, devenir le siége de malaise, de pesanteur, puis de démangeaisons, de douleurs, etc. Il s'y développera après quelques jours des érosions à la peau, des érysipèles, et enfin de vrais ulcères chroniques, qui fourniront une abondante suppuration séreuse. On verra, en un mot, se développer peu à peu et successivement tous les symptômes propres aux maladies variqueuses, variés, comme elles, selon la force et la durée de la ligature, et selon le degré de résistance des parois veineuses du sujet.

Ces varices artificielles, résultat de cette expérience, se développeront ainsi, sans nul doute, chez toutes les personnes saines qui y seront soumises ; il suffira de mettre dans le rapport voulu l'action de la ligature avec les résistances ou les prédispositions individuelles.

On ne peut certes rien désirer de plus concluant quant à la cause et à la nature du mal.

Que les varices soient spontanées ou artificielles, leur mécanisme, ou mode de formation, est le même dans les deux cas.

Pour le faire comprendre, nous rappellerons qu'il y a dans la jambe deux plans veineux, le profond et le superficiel, qui communiquent entre eux par de petites veines ou anastomoses.

Le plan veineux profond se compose de veines placées entre des couches musculaires énergiques, qui les soutiennent dans le repos et les compriment fortement par leurs contractions dans la marche, la station et les efforts.

Le plan veineux superficiel est moins bien favorisé : il se compose de veines qui rampent sur le contour du membre, et qui, par le fait de leur position superficielle, ne sont soutenues par aucun organe environnant. Il en résulte que le sang tend toujours à être chassé des veines profondes dans les superficielles.

Cette conformation originelle dispose si bien à la dilatation des veines superficielles et à leur réplétion aux dépens des veines profondes, que quand on la connaît on est surpris de ne pas voir un plus grand nombre de personnes atteintes de varices des jambes. Aussi les veines superficielles, invisibles chez l'enfant, deviennent-elles de plus en plus saillantes avec l'âge, au point qu'il est peu de personnes adultes qui les aient conservées à l'état normal. En effet, pour peu que les vêtements superposés à la surface du corps, ainsi que les corsets, jarretières, etc., viennent à entraver la circulation dans les veines superficielles, ces dernières se dilatent, augmentent de capacité, et reçoivent comme des réservoirs le sang qui leur est projeté avec force par les veines profondes au moyen des anastomoses. La dilatation une fois commencée marche à grands pas, pour peu que les causes qui font obstacle à la circulation continuent à agir. Les parois veineuses, en se dilatant, perdent de leur élasticité et de leur force d'impulsion, laissent séjourner dans leur intérieur le sang qu'elles sont incapables de faire circuler comme précédemment, et deviennent ainsi de véritables réservoirs ou varices.

L'étude des varices spontanées et l'expérience dont nous avons parlé plus haut pour en produire d'artificielles font ainsi justice des préjugés répandus sur la nature de cette maladie et sur le *mauvais sang* dont on accuse bien à tort, au moins comme cause du mal, les personnes qui en sont atteintes.

Il existe en effet dans notre pays, et probablement aussi dans d'autres, une idée populaire, généralement répandue, d'après laquelle les varices, ou plutôt leurs terminaisons, c'est-à-dire les ulcères variqueux des jambes, seraient l'attribut d'une mauvaise santé et dépendraient, comme on le dit vulgairement, d'un *vice du sang*. On cache ce mal comme une plaie de famille, et on souffre dans le silence.

Une autre idée populaire tout aussi erronée, et qui sous quelques rapports est une conséquence de la première, c'est que la maladie est le plus souvent incurable et dangereuse à guérir. Imbus de cette erreur, un grand nombre de variqueux ne consultent pas les hommes de l'art pour ce mal, et se bornent à des soins de propreté ou à des topiques adoucissants. Ceux d'entre eux qui les consultent, il faut le reconnaître, ne sont guère plus heureux et se découragent aussitôt, car ils trouvent en général les médecins embarrassés sur le choix d'un traitement, ou reçoivent pour prescription le conseil de quelque palliatif innocent ou de quelque dépuratif inutile pour combattre une cause générale supposée, un principe morbide interne qui n'existe pas. Un grand nombre de praticiens partagent malheureusement cette idée d'incurabilité des ulcères variqueux; aussi voit-on partout, et même dans de grands hôpitaux bourgeois ou des maisons d'asile, de pauvres malades considérés comme incurables, et laissés au lit pendant des années sans traitement, tandis qu'il serait si facile de les rendre à la marche et à la santé.

Ce qui, aux yeux du public et même des médecins, semble donner du fondement à ces deux fausses idées de cachexie et d'incurabilité qu'on attribue si fatalement aux ulcères des jambes, c'est, outre leur aspect, la vive démangeaison dont ils sont le siége et l'abondante suppuration qui s'en échappe : symptômes plausibles en apparence et bien capables, il est vrai, de donner le change sur leur nature, en les rapprochant des affections dartreuses ou cancéreuses, toujours liées à un principe morbide général, et dont la guérison est ordinairement si difficile sinon impossible à obtenir.

Si on ajoute à cela le peu de succès obtenu par les moyens conseillés et essayés jusqu'ici par l'art, puis la crainte chimérique du danger à courir en répercutant, comme on le dit faussement, une suppuration aussi abondante, on comprendra comment il se fait que des milliers de personnes infirmes et souffrantes d'ulcères variqueux aux jambes restent ainsi sans secours, et n'entrevoient que la fin de la vie comme terme de leurs souffrances.

Et cependant ces deux idées populaires sont aussi fausses l'une que l'autre. Nous avons prouvé déjà, par l'observation et l'expérience, que la maladie variqueuse est toute locale. Il nous sera tout aussi facile de démontrer que *la suppuration qu'elle produit est tout artificielle ou mécanique, et que les ulcères variqueux des jambes peuvent être guéris sans danger, très-promptement et même très-rationnellement*, par l'appareil que nous avons eu le bonheur de découvrir.

Nous avons vu qu'une jambe saine liée à la jarretière devient par là accidentellement variqueuse, et que si la ligature se prolonge, les varices artificielles ainsi produites sont identiques aux varices spontanées. Elles parcourent les mêmes phases, sont accompagnées des mêmes symptômes, et se terminent, comme ces dernières, par l'ulcération et la suppuration.

D'où vient cette suppuration, identique dans les deux cas, quelle en est la nature?

La question est facile à résoudre. Toutes les fois que dans le corps de l'homme le sang ne peut plus circuler normalement, qu'il est arrêté dans sa marche rapide, il se décompose en ses deux principes constituants : *cruor* et *serum*, ou, en d'autres termes, en *solide* et en *liquide*, tout comme celui qui est retiré du corps par la saignée. On sait que dans cette dernière le liquide (*serum*) surnage, et que le solide (*cruor*) se dépose en se coagulant au fond du vase.

C'est là tout simplement ce qui a lieu pour le sang arrêté dans les jambes variqueuses et dans celles sur lesquelles on a apposé une ligature. Une partie de ce sang qui ne peut suivre son cours se décompose, le *cruor* reste dans le torrent circulatoire, ou se coagule pour former les tumeurs, les indurations, et le *serum* s'extravase, traverse les tissus en produisant de la démangeaison, et s'échappe au dehors sous forme purulente, en se mélangeant avec les produits ou détritus des parties molles dégénérées.

Dans une jambe variqueuse, même au plus haut degré, il n'y a point arrêt complet de la circulation, ce qui déterminerait aussitôt la gangrène. Il y a seulement séjour momentané et partiel du sang. La masse principale de ce liquide continue à circuler, soit en cheminant quoique fort lentement dans les veines dilatées, soit en reprenant le cours normal, et rentrant par les anastomoses dans les veines profondes. Il en résulte que la décomposition du sang, ou la séparation du sérum, ne porte, en général, que sur une faible partie de ce liquide, et en proportion qui varie selon le degré de l'état variqueux et le temps de séjour, deux conditions qui varient elles-mêmes selon les individus et les circonstances.

Cela explique pourquoi la suppuration est beaucoup plus abondante chez un malade que chez un autre, quoique variqueux au même degré, et pourquoi aussi chez le même sujet elle varie extrêmement d'un jour à l'autre selon les conditions où il se trouve et la plus ou moins grande facilité rendue à la circulation. On voit, par exemple, une suppuration abondante, qui inonde toutes les pièces de pansement quand le malade marche, se tarir subitement dès qu'il se met au lit, parce que dans le premier cas une partie du sang séjourne dans les varices et s'y décompose, et que dans le second il suit en entier le torrent circulatoire. On sait en outre que, par la même raison, le séjour absolu et prolongé au lit ou dans la position horizontale suffit pour tout guérir, varices, ulcérations et suppuration, et que cette guérison persiste aussi longtemps que le malade ne met pas le pied à terre.

Mais, dira-t-on peut-être, si la suppuration variqueuse n'est autre chose qu'une élimination, ou une sorte de filtration mécanique du sérum, comment se fait-il que les ulcères variqueux aient cet aspect lardacé, cette couleur blafarde, cette odeur fétide, etc., et soient, en un mot, en tout semblables aux ulcères de mauvaise nature? Comment concilier un mal local aussi affreux, aussi repoussant, aussi persistant, avec un corps en bonne santé d'ailleurs?

Avec un peu de réflexion, on verra que cela doit être ainsi, et que l'explication de ce fait est facile. Cela dépend tout simplement de ce que les tissus superficiels des membres variqueux, ceux qui sont indurés et qui deviennent le siége des ulcères, ne reçoivent plus de sang normal, ce liquide nourricier étant décomposé dans les veines variqueuses avant de leur parvenir. On comprend facilement que ces tissus ne pourront se renouveler, et les ulcères se guérir, aussi longtemps qu'ils ne pourront recevoir que du sang décomposé, et que ce liquide ne pourra arriver jusqu'à eux que par une circulation anomale et incomplète.

D'ailleurs, les ulcères artificiels créés par la ligature, dans l'expérience dont nous avons parlé plus haut, et ceux qu'on observe souvent en chirurgie après des compressions, ligatures ou d'autres entraves circulatoires, ont exactement les mêmes caractères.

Les ulcères variqueux, comme ces derniers, sont pour ainsi dire accidentels, dépendent comme eux d'une cause toute locale, toute mécanique, et ne se manifestent que dans le membre seulement où il y a un obstacle circulatoire.

Les ulcères de mauvaise nature, cancéreux, dartreux, scrofuleux, etc., au contraire, peuvent se déclarer et s'observent sur toute la surface du corps, parce que c'est la masse totale du sang qui est viciée. La cause est ici générale, spécifique, constitutionnelle.

Différence immense, totale, sous le rapport de la nature, de la curabilité et des moyens de traitement.

Il suffira, en effet, de mettre le variqueux au lit, ou de trouver un moyen d'enlever localement l'obstacle à la circulation, de guérir les varices, pour que toute ulcération disparaisse aussitôt. Tout comme il suffira pour le membre ulcéré par suite d'une ligature artificielle d'enlever cette dernière pour que tout rentre immédiatement dans l'état normal.

Pour les ulcères spécifiques, au contraire, ce sera toujours, et seulement en agissant tout d'abord sur l'état général, sur la constitution du sujet, qu'on aura quelque chance de succès.

Si on suit attentivement le procédé de l'ulcération variqueuse, on verra qu'elle débute par des érosions superficielles et une suppuration toute liquide; il n'y a alors, comme nous l'avons dit, qu'une simple filtration de sérum. Ce n'est que plus tard et peu à peu que les tissus sous-jacents dégénèrent, se parsèment de petits abcès, et sécrètent une matière purulente qui se mélange au sérum. Cela doit être ainsi d'après les lois physiologiques et le procédé de formation de l'état variqueux.

La plupart des malades ont l'idée absurde que la suppuration est salutaire, que c'est une épuration qui élimine le sang vicié, les mauvaises humeurs, etc. Ils pensent par conséquent qu'il faut la favoriser, et user de topiques qui agissent dans ce sens. Ils emploient volontiers les onguents suppuratifs, irritants, et préfèrent, comme ils disent, ceux qui *font bien tirer*. Pauvres malheureux insensés! Ils font précisément le contraire de ce qui est indiqué. Si la médecine intervient dans cette question, c'est malheureusement souvent avec les grands mots de dérivation et de répercussion qu'elle contribue à enraciner ce fâcheux préjugé.

Non, la suppuration variqueuse n'est point dérivative, et ne peut même l'être par le fait de sa nature. On peut et on doit la faire tarir le plus promptement possible, pour le bien du mal local et pour la santé générale, et cela sans courir aucun danger de répercussion.

Loin d'être salutaire et dégorgeante, la suppuration variqueuse ne peut être que nuisible, puisqu'elle enlève au sang une partie de ses principes constituants, le sérum. Cette élimination ne peut avoir sans doute, dans la plupart des cas, une conséquence immédiatement fâcheuse, parce qu'elle ne porte que sur une bien faible partie de la masse totale du sang, et qu'elle passe le plus souvent inaperçue. Cependant on ne peut méconnaître que cette perte, quoique minime, ne tende à dénaturer la composition de la masse totale du sang, et ne puisse produire quelques dispositions morbides, comme on en voit des exemples, un certain degré d'altération constitutionnelle et, dans tous les cas, de la débilitation.

On comprendra qu'il n'y a pas plus de danger à supprimer la

suppuration variqueuse par un appareil capable de produire cet effet qu'il n'y en a à mettre le malade au lit, où cette suppression a lieu tout naturellement, au grand bénéfice du patient; ou encore à couper la ligature accidentelle qui a produit momentanément sur une jambe saine des varices artificielles suivies de suppuration séreuse.

Guérir les ulcères variqueux en supprimant leur cause, c'est, en d'autres termes, empêcher le mal de se produire et de se perpétuer ; forcer le sang dévié ou arrêté à reprendre son cours naturel dans les veines profondes, et remettre, en un mot, les choses à l'état normal, tel qu'il existait avant l'apparition de la maladie.

Notre pratique d'ailleurs a précisé par des résultats remarquables ce que la théorie et l'étude de cette question sont venues nous expliquer plus tard. Il y a tantôt seize ans que le traitement curatif que nous employons a été découvert. Enhardi par les premiers succès, dont nous ne pouvions alors nous rendre compte, et qui nous causaient autant de surprise qu'aux malades, nous l'avons appliqué indistinctement à tous les ulcères variqueux qui se sont présentés, et *tous* ont été guéris presque subitement avec avantage pour la santé générale, et sans que, nous pouvons l'affirmer en toute conscience, nous ayons jamais pu saisir le moindre inconvénient pouvant se rapporter à cette guérison brusque du mal local. Néanmoins, tel est l'empire des préjugés, qu'on trouve encore des personnes témoins de ces faits qui persistent à croire à l'incurabilité des ulcères variqueux et au danger de la répercussion.

TRAITEMENT.

La véritable nature de l'ulcération variqueuse ainsi que son procédé de formation n'ayant point été suffisamment connus, on comprend qu'on ait essayé contre elle les divers traitements usités contre les autres ulcères chroniques, et que ces moyens n'aient pas de succès quand il s'agit d'un mal dont la cause est si différente. Nous ne passerons pas en revue tous ceux qui ont été proposés, d'autant plus qu'une maladie aussi rebelle n'est pas restée l'apanage exclusif des hommes de l'art, et que, outre la médecine et la chirurgie, les arts, l'industrie, l'empirisme, etc., lui ont apporté tour à tour leur contingent de lumières ou de préjugés.

Les principaux moyens chirurgicaux qui ont été mis en pratique pour chercher à produire l'oblitération des veines variqueuses sont les suivants : la section, le séton, la ligature faite de diverses manières, l'excision, la cautérisation actuelle et potentielle, l'application d'aiguilles selon le procédé de M. Davat ou celui de M. Velpeau, etc.

Tous ces moyens de traitement ont eu des succès trop peu nombreux et présenté trop de revers pour pouvoir prudemment être conservés par la chirurgie : aussi aucun d'eux n'est-il resté comme méthode générale. Les récidives du mal sont le moindre des inconvénients auxquels ils exposent les malades. Les inflammations phlegmoneuses graves, les phlébites, la résorption purulente et même la mort n'ont été que trop souvent les suites qui sont venues affliger les opérateurs, et les décourager de faire de nouvelles tentatives dans ce sens.

Effrayé de ces revers, on s'est arrêté, presque généralement aujourd'hui, à des moyens palliatifs, et entre autres à ceux de simple compression.

Pour chercher à atteindre le but que la compression se propose et à éviter ses inconvénients, on a varié à l'infini les bandages et bas lacés, soit dans leur forme, soit dans la substance qui sert à les confectionner. On a débuté par le bandage roulé ordinaire et le simple bas lacé en toile ou en peau de chien, puis on est arrivé aux bas sans couture ni lacets, préparés avec l'aloès, le caoutchouc, la gutta-percha, etc.

Si certains malades se trouvent bien de l'application de quelqu'un de ces moyens, il faut reconnaître que le plus grand nombre en éprouvent des inconvénients et n'en sont que peu ou point soulagés. Lorsque ces bas ou bandages ne sont pas élastiques, ils s'appliquent difficilement au contour de la jambe, et la blessent par une compression inégale. Lorsque, au contraire, ils sont préparés avec une substance qui est élastique, ils se dilatent par la chaleur du membre, cèdent aux efforts musculaires, laissent enfler la jambe, impriment leurs mailles dans la peau, et ne réussissent pas à cause de leur élasticité même.

Tous ces moyens d'ailleurs ne sont guère applicables qu'aux varices du premier degré seulement, et nullement aux ulcères variqueux.

L'appareil antivariqueux que nous employons s'applique et réussit également dans les trois degrés de la maladie. Sa découverte remonte déjà à plusieurs années, et l'expérience a eu assez de temps pour le faire juger sous toutes ses faces. Nous y avons été conduit par une circonstance heureuse et fortuite.

En 1838, un jeune homme, réformé du service militaire en France pour un ulcère variqueux des plus graves et d'un aspect repoussant, s'obstina à venir s'installer dans notre voisinage, dans le but d'être guéri de cette affreuse maladie, quoique nous ne pussions, pas plus que les médecins auxquels il avait eu recours précédemment, lui faire espérer sa guérison. Nous fûmes donc ainsi forcé d'agir et de lui donner des soins.

Nous débutâmes par une série de tâtonnements dictés tantôt par l'imagination, tantôt par le souvenir de ce que nous avions vu employer dans les hôpitaux. Un grand nombre de moyens furent ainsi successivement passés en revue sans succès; les narcotiques, les émollients, les antiseptiques, les caustiques, les astringents, etc. Dans ces derniers, l'écorce de chêne, à laquelle nous eûmes recours parce que nous l'avions sous la main, et qu'à cette époque nous étions loin de la pharmacie, sembla faire quelque bien. Nous l'employâmes alors en décoction très-concentrée, et obtînmes un résultat de plus en plus encourageant. Elle fut ainsi continuée pendant longtemps; mais, hélas! l'amélioration, assez rapide au début, finit par rester stationnaire. Il s'ensuivit de notre côté un découragement bien naturel; l'obstination du malade fut plus forte, et nous dûmes continuer. Comme il ne voulut point abandonner l'astringent pour un moyen nouveau, nous le laissâmes persister, et obtînmes cependant de lui adjoindre la compression par un bandage que nous nous exerçâmes à modifier plusieurs fois. Le succès fut alors complet, et le jeune homme guérit après plusieurs mois de traitement.

Cela devait être, car, quoique à notre insu, le hasard nous avait réellement conduit à un traitement rationnel, les *astringents* et la *compression.* Nous le comprenons facilement aujourd'hui après être arrivé, *a posteriori* et par l'étude que nous avons faite des varices, à connaître exactement le procédé de formation de l'induration et de l'ulcération variqueuses, tel que nous l'avons exposé dans la première partie de ce travail. Seulement ici, comme en beaucoup d'autres choses, la pratique a devancé la théorie.

Après ce jeune homme, d'autres cas se présentèrent et furent plus promptement guéris, soit parce qu'ils avaient moins de gravité, soit parce qu'il n'y eut point de temps perdu en tâtonnements. Des essais ultérieurs furent néanmoins continués, et plusieurs *astringents et toniques* passés en revue. L'écorce de chêne dut être abandonnée, parce que son action, quoique très-prompte, il est vrai, n'est pas assez durable et nécessitait de trop fréquents changements d'appareils. Les substances minérales, et entre autres les ferrugineux, eurent plus de succès. Elles ont l'avantage, par leur action lente et durable, de pouvoir rester en place pendant un temps qui est presque toujours suffisant pour arriver à guérison ; de sorte qu'une seule application peut suffire dans le plus grand nombre des cas. C'est donc à ces derniers que nous nous sommes arrêté depuis quelques années. Nous n'avons pas même essayé les sels de plomb, ayant eu l'occasion de remarquer leurs effets toxiques, par suite de pansements trop fréquents avec le cérat de Saturne.

Le second élément de notre appareil, *la compression*, a été aussi le sujet de plusieurs essais et modifications avant d'arriver au mode que nous employons aujourd'hui. Nous nous sommes surtout appliqué à la débarrasser de ses inconvénients et à trouver le moyen de la faire supporter fort longtemps sans changement de bandage, et, autant que possible, pendant un temps qui dépassât celui qui est nécessaire à la guérison, parce que nous avons remarqué que chaque changement non motivé par le mal lui-même en retarde la cicatrisation. Sous ce rapport, nous avons la satisfaction de voir nos efforts récompensés par le succès, et ce dernier dépasser notre attente, notre appareil ou procédé de compression pouvant être supporté presque indéfiniment et sans inconvénient pour le malade. Cela est si vrai, qu'il nous arrive même assez souvent depuis ces dernières années de l'appliquer d'une manière toute prophylactique, à la demande des personnes qui ont quelques motifs de craindre les varices sans en avoir jamais eu, ou qui en ayant été atteintes, redoutent une récidive de cette pénible maladie.

Quel que soit donc le degré de l'état variqueux, le même appareil est appliqué avec des modifications fort légères et dépendant de circonstances tout individuelles.

Le plus grand nombre des malades qui s'adressent à nous pour des ulcères variqueux chroniques n'ont besoin que d'un seul appareil pour être guéris. C'est la règle générale. Ceux qui doivent revenir, et dont le mal exige des applications ultérieures constituent une exception. Tous, en général, le gardent volontiers au delà du terme nécessaire, ce qui d'ailleurs n'a pas d'inconvénient. Quand il est bien conservé, la marche en est rendue plus facile, et surtout plus ferme et plus assurée.

C'est dans les cas où l'induration est profonde, ce qui peut avoir lieu même quand elle n'est pas ancienne, que la pose de plusieurs appareils est nécessaire. On le comprend. Une fois un certain dégorgement obtenu, le bandage ne produit plus le degré de compression voulu, et l'amélioration, qui a marché jusque-là, reste stationnaire, ou même le mal se reproduit.

Pour obvier à cet inconvénient, et prolonger autant que possible et sans changement l'action du premier appareil en faveur des malades étrangers qui n'ont pas la facilité de revenir, nous avons imaginé un moyen qui, bien conduit, augmente peu à peu la compression à mesure que le dégorgement s'opère, et proportionnellement à ce dernier. Quelques malades font cette modification avec intelligence et plein succès, et conservent ainsi le premier appareil jusqu'à guérison dans des cas où plusieurs applications eussent été nécessaires sans cela.

La résolution de l'induration et la cicatrisation des ulcères s'opèrent ainsi graduellement sous l'appareil à l'insu du malade.

Il arrive quelquefois cependant, surtout chez les femmes, qui ont plus de parties molles et plus d'activité de réaction, que le dégorgement est accompagné d'un travail sub-inflammatoire, avec forte exsudation séreuse, ce qui nécessite la levée de l'appareil à cause des souffrances qu'il provoque. Quelques jours de repos suffisent dans ces cas, puis l'appareil est de nouveau replacé et bien supporté. Cette complication est sans doute désagréable ; mais les malades y trouvent le plus souvent un bénéfice de temps ; car une fois ce travail terminé, la guérison ne tarde pas à être complète.

Nous avons, du reste, toujours remarqué que la pose de l'appareil est d'autant plus difficile qu'il y a plus d'embonpoint et que les muscles de la jambe sont plus développés. C'est dans ces cas qu'il faut se tenir en garde contre une compression trop forte, car c'est le plus souvent à cette circonstance qu'on doit attribuer la complication dont nous venons de parler.

A l'inverse de ce qui a lieu, en général, pour toute autre maladie, la pratique nous a montré que la guérison est d'autant plus prompte et plus complète que le cas est plus grave et plus ancien. Cette donnée de l'expérience est facile à expliquer, toute paradoxale qu'elle paraisse au premier abord. En effet, dans les ulcères graves, anciens, à bords calleux et indurés, qui ont été le siége d'une longue suppuration, les tissus superficiels, comme nous l'avons vu précédemment, *y compris les veines*, sont dégénérés et n'offrent plus rien de leur organisation première. Tout a été converti en une induration homogène sur laquelle l'ulcération s'est développée et perpétuée. L'appareil placé sur un membre atteint de cette manière détermine en peu de jours l'affaissement des bords ulcérés et le dégorgement de l'induration ; il s'y développe des bourgeons charnus qui se recouvrent bientôt d'une cicatrice, et la guérison ne tarde pas à être complète. Dans ces cas il n'y a plus de veines superficielles, et par conséquent plus de varices, ni de récidives possibles.

On comprend, au contraire, que moins le mal est avancé et plus il reste de veines, et que, s'il intervient de la négligence ou l'action de causes nouvelles, ces vaisseaux peuvent, avec le temps, redevenir variqueux et reproduire la maladie.

Quand on connaît, d'une part, la nature du mal variqueux, et de l'autre, les effets que doit produire l'astringence tonique des ferrugineux combinée avec une compression méthodique bien adaptée, quant à son degré surtout, à chaque cas individuel, on se rend facilement compte de tout ce qu'il y a de merveilleux en apparence dans le résultat de l'appareil que nous employons. On est alors moins surpris de voir des malades qui depuis tant d'années souffraient jour et nuit, et dont le mal avait résisté aux cures d'eaux thermales et aux applications les plus variées, être subitement soulagés et recouvrer aussitôt le sommeil et la faculté de marcher, comme avant toute apparition du mal. Il est pénible aussi d'un autre côté d'entendre leurs regrets de n'avoir pas connu plus tôt ce moyen de soulagement et de guérison. C'est ce sentiment, aidé de leurs instances et de celles de quelques amis, qui nous a engagé à ne pas différer davantage cette publication.

Le nombre des malades traités de cette manière s'est beaucoup accru dans ces dernières années. Le besoin s'en étant fait sentir, ils trouvent dans notre petite ville une maison qui a l'habitude de les recevoir, et dans laquelle sont préparées à l'avance les pièces nécessaires à la pose de l'appareil. Il en résulte pour eux une plus grande facilité de séjour, et pour chacun une économie de temps.

Les malades viennent soit de l'étranger, soit du canton. La ville de Vevey et ses environs comptent déjà plus d'une centaine de guérisons dont plusieurs de date ancienne. Le grand nombre de varices qu'on rencontre dans cette contrée dépend probablement du sol accidenté du pays qui dispose à la maladie. Il paraît aussi que les malades de cette localité se sont soustraits, plus que partout ailleurs, au préjugé qui engage à souffrir en silence et à laisser ignorer le mal sans le soigner.

Les personnes qui arrivent dans la journée sont aussitôt mises au lit, afin que la jambe variqueuse, enflée et irritée par le voyage, ait de quinze à vingt heures de position horizontale pour diminuer de volume et reprendre le plus de calme possible. Dès le lendemain l'appareil peut être placé. Tout étant ainsi préparé à l'avance, il faut encore d'une à deux heures pour cette application, quand on veut suivre les précautions minutieuses que l'expérience a enseignées comme indispensables à la réussite. Le malade est à peine muni de l'appareil, qu'il peut se livrer à la marche sans douleur et rejoindre son domicile. Le soulagement est en général subit et complet. Le contraire n'a lieu que fort rarement, et dépend presque toujours de quelque défectuosité d'application facile à corriger.

Ce n'est que dans les cas de complication inflammatoire ou érysipélateuse aiguë qu'on est obligé de prolonger le séjour au lit et de différer la pose de l'appareil. Hors ces cas, qui ne se présentent que rarement, il est appliqué indistinctement à tous les malades et dans les trois degrés de l'état variqueux.

Il est regrettable que l'application de l'appareil exige de l'habitude et un certain coup de main. Il ne serait pas même facile de le décrire de manière à être bien compris. Nous essaierons néanmoins de le faire dans un travail subséquent, en donnant les dimensions de chacune des pièces qui le composent, et en indiquant avec détail leur mode d'application relative.

PROCÉDÉ D'APPLICATION DE L'APPAREIL ANTIVARIQUEUX.

L'astringence ferrugineuse et la compression sont, comme nous l'avons dit, les deux éléments sur lesquels repose l'action curative de notre appareil antivariqueux.

On sait que les ferrugineux appliqués à la surface du corps, et surtout sur des tissus relâchés ou ulcérés, y opèrent une action astringente tonique qui resserre, durcit, rapproche les mailles de ces tissus, et que cette astringence a pour caractère propre et caractéristique d'être lente et durable.

L'action salutaire des préparations martiales sur les ulcères et autres maux chroniques est, du reste, connue depuis longtemps, comme l'atteste la réputation des onguents et arcanes divers employés avec succès contre les maux de cette nature, topiques dont les oxydes de fer forment presque toujours la base.

La compression, connue depuis longtemps aussi par son efficacité dans les varices à tous les degrés, n'a été jusqu'ici infidèle que par la difficulté, pour ne pas dire l'impossibilité, de pouvoir l'obtenir d'une manière régulière et durable. C'est là le problème que nous avons eu le bonheur de résoudre par la découverte de notre appareil, dont la première idée nous est venue de celui de Bayntone. Il est regrettable seulement que l'application en soit un peu difficile et exige autant d'expérience que de minutie, ce qui nous fait souvent répéter que si le moyen est infaillible, l'application ne l'est malheureusement pas.

Les pièces nécessaires sont les suivantes :

1° Un *emplâtre ferrugineux* préparé avec le diachylon simple, rendu un peu adhésif, et dans lequel on incorpore la plus grande proportion possible de peroxyde de fer hydraté. La masse emplastique, convenablement préparée, est étendue en couche épaisse sur de la toile au moyen du sparadrapier.

2° La *bande-étrier*, de deux pouces et demi de largeur sur une longueur de quatre à cinq pieds. Cette bande, pliée en deux, est divisée en deux lanières depuis ses extrémités jusque vers son milieu, qui reste plein dans une étendue de trois à quatre pouces.

3° Deux *bandes jambières* de la largeur des lanières de la bande précédente et d'une longueur de deux pieds environ. L'une, un peu moins large, est appelée jambière antérieure, et l'autre jambière postérieure.

4° Deux *bandes roulées* en globes très-serrés, ayant chacune dix aunes de longueur, sans ajouture, d'une largeur de deux pouces pour l'une et de deux pouces et demi pour l'autre.

5° Une bandelette appelée *sous-pied*, et une autre appelée *talonnière*, ayant chacune cinq à six pouces de longueur et une largeur d'un pouce et demi.

6° Du *coton cardé.*

La toile que nous préférons pour la préparation de ces diverses bandes est celle de coton ordinaire, un peu forte, souple, sans apprêt. Celle appelée *nankin suisse* remplit parfaitement le but.

Ces pièces étant ainsi préparées et l'emplâtre coupé en bandelettes d'un demi-pouce de largeur sur une longueur variable selon le diamètre de la jambe et l'étendue du mal à recouvrir, on procède à l'application de la manière suivante :

On commence par recouvrir les parties malades (varices, indurations, ulcères) avec les bandelettes emplastiques, que l'on place transversalement, l'une au-dessus de l'autre, de manière qu'elles se recouvrent dans un quart de leur largeur. Dans aucun cas ces bandelettes ne doivent faire le tour du membre.

On place ensuite la bande-étrier, son milieu ou plein appuyant sous la plante du pied, et ses extrémités ou lanières étendues sur la jambe dans sa longueur et confiées au malade, qui les tient au-dessus du genou, modérément tendues, et surveille leur apposition sur les deux côtés du membre. Les extrémités de ces lanières dépassent le genou de quelques pouces. Il est important que cette pièce de l'appareil soit bien placée et surveillée, le plein ou milieu emboîtant exactement la concavité de la plante du pied, et les lanières écartées l'une de l'autre, comprenant entre elles, près de leur point de naissance, les deux malléoles.

Le pied est placé sur un tabouret et fléchi à angle droit. Le chirurgien, muni du globe de la bande étroite, commence son application à la manière ordinaire pour le bandage roulé, en faisant les renversés nécessaires, mais très-rapprochés, depuis les orteils jusqu'au point de flexion du pied sur la jambe, en ayant soin d'arriver exactement à ce point de flexion sans le dépasser.

C'est le moment de placer les bandelettes jambières, ce dont un aide peut être chargé. La jambière antérieure, plus étroite, doit être étendue depuis le milieu de la face dorsale du pied, où elle est provisoirement maintenue par une goutte de collodium versée sur son extrémité, ou par tout autre moyen, jusqu'au-dessus du genou, où elle est encore confiée au malade. La jambière postérieure s'applique de la même manière à la partie postérieure de la jambe, depuis le talon jusqu'au jarret.

Le malade a ainsi sous sa surveillance, au-dessus du genou, six extrémités de bandes, celles des quatre lanières de la bande-étrier et celles des deux jambières. Un bout de bande noué largement en guise de jarretière aide à maintenir en place ces six bandelettes longitudinales jusqu'au moment où le bandage roulé viendra les recouvrir.

Le chirurgien continue l'application du bandage roulé et contourne la cheville du pied par les 8 de chiffres ordinaires, mais très-rapprochés. Cette partie se trouvant recouverte, il fait quatre ou cinq renversés en sens inverse de la méthode ordinaire, c'est-à-dire en couchant le pli de bande de bas en haut. Il est important que le premier de ces renversés tombe un peu au-dessus du point de flexion du pied sur la jambe. Ces quatre ou cinq renversés, faits avec soin et placés à la partie antérieure et la plus inférieure de la jambe, forment dans cette région une sorte d'escalier de quatre ou cinq marches qui constitue ce que nous appelons la *clef de l'appareil*, parce que c'est dans ce point que la compression est le plus difficile à appliquer convenablement par le chirurgien et à supporter par le malade, et aussi parce que c'est là qu'il faut débrider, comme nous le dirons plus tard, par des incisions faites sur les renversés, si le malade se plaint d'une constriction trop forte.

La forme variable de la jambe dans sa partie inférieure et surtout son aplatissement latéral chez quelques personnes ne permettent pas toujours une compression exacte dans cette région. Nous avons l'habitude, pour parer à cet inconvénient, de nous servir de coton cardé, que l'on met en guise de remplissage entre l'emplâtre et le bandage roulé. Cela est surtout nécessaire quand les varices ou ulcères siégent dans cette partie du membre.

Après les renversés dont nous venons de parler, la bande est appliquée en plein jusqu'à son épuisement. On lui ajoute alors le second globe plus large, avec lequel on continue à recouvrir le membre jusqu'au jarret, en faisant les renversés nécessaires.

Le membre étant ainsi recouvert de la pointe du pied au jarret, et le malade n'ayant fait encore aucun mouvement ou essai de marche, on pratique des coutures à points rapprochés sur les quatre faces de l'appareil. Cette tâche est laissée à une couturière dressée *ad hoc*. La couture antérieure commence sur l'épine du tibia et descend jusqu'aux orteils en suivant la ligne médiane; la postérieure descend du jarret au talon. Les latérales, commencées en haut sur les faces interne et externe du membre, se bifurquent lorsqu'elles arrivent près des malléoles, de manière à comprendre ces dernières dans les jambages de l'Y renversé qui en résulte. De cette manière, la jambe reçoit quatre coutures parallèles dans ses deux tiers supérieurs et six dans son tiers inférieur.

Les bandelettes talonnière et sous-pied ont pour but de parer à l'inconvénient de refoul et d'usure auxquels est exposée la partie inférieure de l'appareil : elles se croisent au-dessous des malléoles. Comme leur nom l'indique, l'une s'attache immédiatement au-dessus des malléoles et passe sous le pied un peu en avant du talon, qui reste à découvert à son point saillant, et l'autre se croise en passant derrière et au-dessus. Ces bandelettes sont cousues avec soin à leurs extrémités et dans leur entre-croisement. Des coutures fixent également les extrémités inférieures de la bande-étrier et des deux jambières. Une dernière couture est faite sous la plante du pied pour fixer toutes les bandes qui s'y trouvent.

Les extrémités des six lanières qui dépassent le bandage roulé au-dessus du genou sont d'une grande importance; elles servent au malade, par les tractions qu'il peut opérer sur elles, à régulariser la compression dans toute l'étendue du membre, et à se soulager au besoin pendant tout le temps que l'appareil est porté.

Tout étant ainsi complété, le malade est invité à marcher pendant quelques heures pour juger de la réussite.

Si la compression est trop forte, c'est toujours dans le point de flexion du pied sur la jambe qu'elle se fait sentir péniblement. Il suffit alors, pour la diminuer, de faire quelques incisions dans la *clef de l'appareil*, sur les escaliers qui s'y trouvent. Ces incisions, portant sur les renversés, atteignent ainsi le milieu de la bande, et non les bords; ce qui, par ce fait, n'offre aucun inconvénient pour l'appareil lui-même. Le dégagement qui résulte de cette espèce de débridement est plus considérable qu'on ne le croirait au premier abord; nous en sommes chaque fois étonné. Ces incisions sont d'ailleurs plus ou moins multipliées, selon le besoin.

Si la compression est trop faible ou le devient après quelques jours, ce qui a lieu fréquemment par le fait de la diminution de volume du membre malade, on y remédie facilement et à volonté en pratiquant de nouvelles coutures entre celles qui existent. Ces coutures, faites à points plus ou moins longs, peuvent à souhait opérer une constriction plus ou moins forte par l'espèce de froncement qu'elles font subir au bandage.

Dans les premières années de l'emploi de l'appareil que nous venons de décrire, nous avons été obligé de l'enlever quelquefois, parce qu'il blessait le membre, ou même, sans le blesser, n'était pas supporté par le malade. L'expérience nous a rendu plus habile aujourd'hui; de sorte qu'il est fort rare qu'une première application échoue. Elle nous a enseigné aussi les moyens de corriger, après coup, certains dérangements ou défectuosités d'application: nous les indiquons aux malades, afin qu'ils puissent y recourir eux-mêmes chaque fois que cela est nécessaire. Nous ne négligeons jamais d'ailleurs de leur recommander de surveiller et d'entretenir les pièces extérieures.

Quelques malades y réussissent fort bien. Nous en avons vu qui, sans nécessité réelle, se sont ainsi fait un jeu de porter le même bandage pendant deux ans et au delà. Nous avons été surpris davantage encore en entendant une dame raconter que, pendant un voyage, elle avait pris plusieurs bains avec deux appareils qu'elle avait eu soin de faire sécher chaque fois après sa sortie de l'eau, en les enveloppant de linges chauds. Elle nous les montra si bien conservés et entretenus, que nous les lui laissâmes porter encore, ne voyant pas qu'il fût nécessaire de les renouveler.

Quelques-uns de nos confrères ont essayé notre mode d'application, et se sont découragés trop tôt de n'avoir pu réussir. Le nombre des cas qui se présentent n'étant pas suffisant pour faire l'expérience de chacun, il sera nécessaire de s'exercer d'abord sur des jambes saines avant d'arriver à traiter les malades.

Le traitement de l'état variqueux tel que nous l'avons institué est presque toujours le même, et par conséquent très-monotone. Il est à peu près identique pour tous les cas qui se présentent, et constamment suivi du même succès, avec quelques variantes insignifiantes. Nous sommes donc obligé de nous restreindre à un petit nombre d'observations, pour ne pas nous exposer à des répétitions sans intérêt Nous avons choisi les suivantes, à cause de quelques particularités de leur historique et de leur importance sous le rapport du diagnostic, si facile à s'égarer.

Nous les rangerons par rang d'ancienneté.

PREMIÈRE OBSERVATION.

État variqueux du troisième degré, datant de onze ans; guérison obtenue en vingt-deux jours.

M. B***, ancien maire des Rousses (Jura), âgé de soixante-quinze ans, maigre, d'une bonne constitution, mais débilité, se présente à notre consultation le 2 juillet 1839. Sorti du séminaire, où il avait fait des études déjà avancées, pour entrer, comme beaucoup d'autres jeunes hommes d'étude de cette époque, dans les dragons de la première république française; les fatigues de ce service, et surtout l'équitation, avaient déterminé des varices à une jambe dont il avait souffert pendant tout le cours de sa longue carrière. Depuis onze ans l'ulcération ne s'était pas arrêtée, même pour quelques jours, comme cela avait eu lieu souvent avant cette date Ses souffrances étaient cruelles, surtout pendant la nuit; ce qui lui donnait la preuve, disait-il, qu'on ne pouvait mourir de douleur seulement. L'induration et l'ulcération variqueuses siégeaient depuis la malléole interne jusque près de la jarretière. La suppuration qui en découlait était excessive, et exigeait pour les pansements plusieurs doubles compresses de linge qu'on changeait deux ou trois fois par jour.

M. B*** avait, disait-il, heurté à toutes les portes pour chercher du soulagement, consulté médecins et chirurgiens, maiges et bonnes femmes : il avait même fait, à deux époques, des séjours à Genève auprès des habiles chirurgiens de cette ville; le tout sans aucun succès. Il ne demandait point une guérison qu'il soutenait être impossible, surtout à cause de l'ancienneté du mal et de son grand âge; il désirait seulement un peu de soulagement. Il sentait, et avec raison, que des souffrances continuelles, des nuits sans sommeil et une suppuration aussi abondante devaient finir par l'épuiser totalement, sans compter l'amertume d'une telle existence.

Le malade fut mis au lit, et l'appareil placé le lendemain matin 3 juillet. Il s'ensuivit aussitôt, comme cela arrive ordinairement, un soulagement complet. Mais cette disparition même de toute douleur fut sur le point de faire tout échouer. M. B*** s'en effraya, et prit la folle idée qu'elle devait être l'indice de la gangrène. Aussi, malgré nos instances et celles des assistants pour conserver un appareil qui avait bien réussi, tout fut inutile devant l'idée fixe du malade, et le bandage dut être enlevé le 6 juillet, trois jours après son application. Il nous avoua plus tard, pour motiver cette obstination, que sa confiance en nos soins avait été ébranlée parce que nous lui avions promis, tout d'abord à son arrivée, une guérison qu'il jugeait impossible.

La jambe ayant été mise ainsi à nu, nous fûmes surpris, autant que le malade et les assistants, des progrès marqués qu'elle avait déjà faits vers la guérison dans un si court laps de temps. Les bords des ulcères étaient affaissés et le mal lui-même était couvert de bourgeons charnus saignants, dont quelques-uns déjà commençaient à se recouvrir à leur sommet du tégument de la cicatrice.

Le malade rassuré consentit à une nouvelle application, qui eut lieu séance tenante, et il partit le lendemain avec l'injonction de la garder le plus longtemps possible, et en tout cas plusieurs mois, comme cela avait lieu en général dans les circonstances analogues.

Déjà au bout de vingt jours, c'est-à-dire le 26 du même mois, M. B*** reparut. Il raconta que depuis son premier voyage à Nyon il n'avait plus éprouvé aucune douleur, que sa santé s'était beaucoup améliorée, qu'il avait recouvré le sommeil, les forces, l'appétit, etc., et que surtout il avait beaucoup marché, n'en étant nullement empêché. Nous lui proposâmes de garder l'appareil pendant quelque temps encore, cherchant à lui faire comprendre qu'un changement non motivé retardait les guérisons; mais nous nous aperçûmes bientôt que son idée fixe de gangrène avait reparu sans qu'il osât l'avouer positivement lui-même, et qu'il tenait à voir sa jambe. Nous la mîmes donc à découvert, en déplorant une obstination aussi peu fondée. Notre étonnement fut aussi grand que le sien quand nous vîmes que la guérison était complète : une cicatrice uniforme et déjà solide recouvrait toute la partie interne de la jambe, qui était naguère encore le siége d'une ulcération profonde et étendue. Tout bandage fut alors abandonné et remplacé par un simple cautère que le malade exigea, quoique nous ne le jugeassions point indiqué et que nous n'eussions point l'habitude de le placer dans ces cas.

Sa terreur panique une fois dissipée, notre bon vieillard se trouva dans un autre monde, appréciant alors sans arrière-pensée le bonheur de ne plus souffrir, et celui non moins grand d'être délivré de cette suppuration fétide et abondante qui avait disparu subitement dès la première application.

Nous n'avons pas eu l'avantage de revoir M. B*** depuis cette époque, mais nous en avons reçu de fréquentes nouvelles. Cette belle guérison ne s'est pas démentie; et nous conservons de lui une lettre, datée du 5 juillet 1843, remplie des témoignages de son étonnement au sujet du rétablissement de sa santé et de sa reconnaissance.

Nous avons choisi cette observation parce qu'elle offre de l'intérêt sous plus d'un rapport. Elle nous a montré d'abord (ce que nous aurions probablement ignoré encore longtemps sans la levée prématurée de ces deux appareils) que la guérison des ulcères variqueux est bien plus prompte qu'on ne pouvait le penser et que ne pouvait le faire croire même la suppression si subite de la suppuration et de la douleur. Ayant été trouvée complète et déjà solide le 26 juillet, il est probable qu'elle datait déjà de quelques jours, ce qui est réellement extraordinaire et ne peut se comprendre que quand on connaît la théorie de la formation variqueuse. Nous n'avons pas l'occasion de nous assurer de l'époque de la guérison avec nos autres malades, parce que le plus souvent nous ne les revoyons plus ou seulement plus tard, et que d'ailleurs nous leur recommandons à tous de garder l'appareil aussi longtemps que possible, puisqu'il n'y a aucun inconvénient à ce qu'il soit porté au delà de la guérison, et qu'il y en aurait probablement à ce qu'il fût enlevé avant que la cicatrice fût suffisamment solide.

Cette observation nous donne aussi la preuve de ce que nous avons avancé au sujet de la nature toute séreuse de la suppuration variqueuse, et de l'avantage qu'il y a à la supprimer le plus tôt possible, quelque abondante et ancienne qu'elle soit. Outre ses souffrances locales, M. B*** éprouvait un malaise général, avait mauvais teint, de la faiblesse, etc.; ce qui devait être, la masse de son sang ayant été peu à peu dénaturée par la perte de sérum qui avait lieu depuis longtemps à travers l'ulcération de la jambe. Cette perte ayant été empêchée ou prévenue par la pose de l'appareil et la suppression de la suppuration, le sang de tout le corps a repris sa composition chimique naturelle et la santé son état normal.

Nous nous rappelons à ce propos un autre exemple bien remarquable où cette vérité fut mise dans tout son jour d'une manière encore plus frappante : il s'agissait d'un vieillard portant depuis dix-huit années un ulcère variqueux avec suppuration séreuse peut-être encore plus abondante que chez M. B***. Il est engagé à s'adresser à nous pour la pose d'un appareil. Deux médecins qui lui avaient donné des soins, consultés à ce sujet, le dissuadent de prendre ce parti, qu'ils trouvent imprudent, fondant le danger de supprimer l'abondante suppuration de la jambe sur un état apoplectique avec vertiges fréquents, qui depuis quelques années exigeait de fréquentes saignées. Le malade vint néanmoins : l'appareil fut placé et porté pendant plus de deux ans. Depuis cette application, il n'y eut plus trace de suppuration; l'état apoplectique, au lieu d'augmenter, comme on le craignait, disparut aussi à la même date complétement, et la santé générale se rétablit au point que le malade put reprendre des travaux qu'il avait dû abandonner depuis longtemps. Chez cet homme, évidemment, la perte de sérum, qui avait lieu par la jambe, était la cause qui rendait le sang trop épais, si on peut s'exprimer ainsi, et provoquait par là l'état apoplectique.

DEUXIÈME OBSERVATION.

Ulcération variqueuse datant de trente ans, peu étendue, mais profondément creusée; guérison par deux appareils.

Madame N. de Payerne, âgée de soixante-six ans, mère de cinq enfants, s'est aperçue qu'elle était atteinte de varices à la jambe gauche lors de sa première grossesse, qui date de trente-cinq ans. Ce n'est que cinq ans plus tard que l'état variqueux, qui s'étendait alors jusqu'à l'aine, passa à induration sur la partie interne et inférieure de la jambe, et devint presque subitement le siége d'une ulcération circonscrite, mais profonde, à bords durs et calleux. Cet ulcère est resté à peu près stationnaire pendant les trente années de sa durée, sous le rapport de son étendue, mais il a creusé peu à peu les tissus au point d'avoir un aspect effrayant. La malade souffrait beaucoup, surtout pendant la nuit, et avait essayé toute espèce d'applications pour se soulager, depuis l'eau froide et les feuilles de diverses plantes jusqu'aux onguents les plus narcotiques et les plus composés. Elle nous dit qu'elle avait toujours dû beaucoup marcher et travailler; et que d'ailleurs, jouissant d'une bonne santé et en ayant les attributs, elle n'avait jamais gardé le lit que pour ses couches et son mal de jambe.

Le premier appareil fut placé le 7 septembre 1850, et la malade partit aussitôt après, fort surprise de pouvoir marcher avec autant de facilité que si elle n'avait point eu de mal. La profondeur de l'induration et le volume excessif de la cheville du pied faisant prévoir la nécessité de changer le bandage, nous engageâmes la malade à surveiller la compression et à revenir dès qu'elle s'apercevrait qu'elle ne serait plus suffisante, par le fait de la diminution de volume du membre malade.

Suivant ce conseil, madame N. revint à Nyon le 3 octobre suivant. Elle nous raconte qu'elle n'a pas souffert pendant les vingt-six jours qui se sont écoulés depuis son premier voyage, qu'elle a passé de bonnes nuits et beaucoup marché, n'en étant nullement empêchée. La jambe, mise à nu, laisse voir l'ulcère, dont l'aspect est bien changé; sa profondeur a presque entièrement disparu, et sa surface est garnie de bourgeons charnus saignant au moindre attouchement; ses bords sont affaissés et revêtus d'une cicatrice solide de trois à quatre lignes dans la circonférence et de près d'un pouce à sa partie supérieure. Tout annonce que la guérison déjà aussi avancée ne doit pas tarder à se compléter.

Le second appareil est placé le lendemain matin, et la malade, heureuse de ce succès, retourne chez elle. Nous lui conseillons de conserver et d'entretenir ce nouveau bandage aussi longtemps que possible, pour avoir la certitude d'arriver à la cicatrisation complète de l'ulcère sans qu'il soit nécessaire de revenir pour une troisième application.

Nous avons relaté cette observation, parce qu'elle diffère de la première, non par la nature, mais par les caractères de l'ulcération, et que cette différence a une grande valeur sous le rapport pratique. Dans la première, en effet, l'induration était beaucoup plus étendue, mais peu profonde; aussi la guérison a-t-elle été des plus promptes : elle aurait été facilement obtenue d'ailleurs par un seul appareil. Ici le mal était beaucoup plus circonscrit, mais très-profond, plus ancien, et compliqué de cette tuméfaction, dure comme la pierre, qui ne cède plus ni par le séjour au lit, quelque prolongé qu'il soit, ni par la compression d'un premier bandage. C'est précisément l'un de ces cas rares qui exigent l'application successive de deux ou plusieurs appareils, surtout si l'on veut obtenir une guérison prompte; car l'efficacité du traitement diminue avec la compression, et cette dernière s'annule en peu de jours par le fait de la diminution de volume du membre induré.

Il y a par conséquent pour ces cas exceptionnels, à l'inverse de ce qui est indiqué pour le plus grand nombre des malades variqueux, avantage et gain de temps à changer fréquemment les appareils, c'est-à-dire chaque fois que le degré de compression n'est plus suffisant. Il est, par la même raison, indispensable de continuer le traitement, et surtout le bandage bien appliqué, jusqu'à disparition complète de toute induration. En négligeant ce conseil, le malade est exposé à une récidive, comme nous venons d'en voir un exemple récent chez un homme qui pour un cas ancien et par un laisser aller incroyable a gardé le même appareil pendant deux ans et demi, par la seule et sotte raison qu'il ne souffrait plus. La compression est ici l'élément principal qui agit dans l'appareil, les astringents n'ayant que peu ou point de prise sur une induration qui n'a plus de force de réaction vitale, et qui, avec le temps, est devenue un véritable corps étranger.

TROISIÈME OBSERVATION.

État variqueux des capillaires superficiels, imitant l'œdème.

Madame C***, de Longirod (Vaud), jeune mère de famille, vint nous consulter deux fois au printemps de l'année 1853 pour de l'enflure aux jambes qui avait résisté aux divers traitements diurétiques qu'on lui avait conseillés antérieurement. Elle nous raconta que cette enflure était arrivée graduellement, d'une manière insensible, et qu'elle devenait de jour en jour plus prononcée et plus incommode. La marche et la station étaient les seules circonstances connues qui lui parussent contraires, et le repos au lit le seul moyen de faire diminuer son mal. Le matin, au lever, les jambes étaient plus molles et plus libres, et chaque soir, après la marche, elles étaient dures, engourdies, pesantes, douloureuses. La santé générale était bonne, et aucune souffrance viscérale n'était venue encore donner quelque indice sur la cause interne présumable de ce qu'on croyait être un commencement d'hydropisie. Cependant, ajouta la malade, la sécrétion urinaire paraissait insuffisante, et aucun des remèdes conseillés pour l'activer n'avait pu avoir de résultat.

Trompé d'abord par cet historique, comme nos devanciers, sur la nature du mal, et le rapportant à quelque obstruction interne ou à quelque trouble fonctionnel non encore appréciable, nous débutâmes par des diurétiques et arrivâmes ensuite à des fondants énergiques. L'insuccès fut complet, et le mal persista au même degré, sans en recevoir la moindre influence. Comment expliquer cette absence d'effets sur une malade jeune, robuste et capable, par sa force de réaction, de donner prise à l'action des remèdes? Cette idée nous conduisit à celle d'un mal local et les jambes furent visitées avec plus de soin. On n'y remarquait aucune veine variqueuse, et la peau était de couleur naturelle dans toute son étendue. Il en était de même de la consistance, qui était bien celle de l'œdème, laissant faire le creux sous la pression du doigt. Cependant en faisant un pli profond à la peau et la pressant entre deux doigts, nous nous aperçûmes bientôt que sa force de résistance normale n'existait plus, et que les capillaires superficiels étaient variqueux, car il se formait dans la partie faisant saillie en dehors des doigts des bosselures noueuses se développant énormément par la pression.

Le diagnostic devenait clair par cet examen. Il n'y avait plus de doute, nous avions affaire à un état variqueux des capillaires, accompagné, comme il a lieu dans ces cas, d'une distension de la peau. Le mal était tout local.

Les remèdes internes furent supprimés, et la malade, qui partagea aussitôt cette opinion, nous revint le 13 avril suivant. Tout devint alors simple et facile. Madame C*** fut mise au lit pendant vingt-quatre heures, un appareil placé à chaque jambe, et la guérison obtenue.

Dans les cas de cette nature nous conseillons de porter l'appareil pendant longtemps, et même de le réappliquer ; car la peau ayant perdu sa tonicité, une rechute serait facile si les toniques et la compression étaient abandonnés avant le temps nécessaire à la complète et solide guérison.

En septembre 1852, nous avons été appelé à donner des soins à madame T***, qui nous fut adressée par M. le docteur Ennot, d'Odessa, dans l'idée que notre appareil antivariqueux, qu'il ne connaissait que par des rapports incomplets, pourrait être applicable à son cas.

Chez cette dame, jeune encore, la peau dans toute son étendue et les capillaires de toute la surface du corps étaient dans le même état que celui des jambes chez madame C***, qui fait le sujet de l'observation précédente. La peau se convertissait de la même manière en bosselures saillantes partout où on y faisait un pli entre les doigts, et la moindre compression déterminait des ecchymoses par la rupture des vaisseaux variqueux. Madame T*** avait le corps parsemé de taches noires ecchymotiques, et était obligée, pour les éviter autant que possible, de prendre toute espèce de précautions pour s'asseoir, se coucher, etc., afin de ne pas s'exposer à être heurtée ou comprimée trop fortement. La varicosité capillaire étant ici générale, n'est point de notre sujet ; cependant nous ferons remarquer que, même dans ce cas, le mal était localisé à la surface du corps, et ne paraissait avoir aucune relation directe avec la santé générale, qui était bonne d'ailleurs, et n'offrait aucune affection organique interne.

Contrairement à l'attente de notre honorable confrère russe, l'appareil antivariqueux ne fut point appliqué aux jambes dans ce cas. Il ne pouvait l'être raisonnablement, puisque le mal s'étendait à toute l'enveloppe cutanée. Néanmoins, en nous fondant sur le même principe, nous prescrivîmes quelques immersions froides et une cure prolongée de bains ferrés artificiels (1). Cette dernière

(1) Voyez pour leur composition, Bouchardat, *Annuaire de thérapeutique pour l'année 1854*, p. 127.

produisit en peu de temps une amélioration marquée et rassura madame T***, avant son départ, sur les suites d'une maladie aussi extraordinaire.

QUATRIÈME OBSERVATION.

Varicosité capillaire profonde, passée à l'état d'induration dans une partie de son étendue. — Tuméfaction énorme de la jambe. — Guérison remarquable.

Nous rapporterons cette observation avec quelques détails, soit à cause du retentissement qu'a eu cette guérison, si souvent déclarée impossible; soit parce que les cas de cette nature sont obscurs et fréquemment méconnus.

Madame R***, de Saint-Pétersbourg, de haute stature et de belles proportions, mère de deux enfants, âgée de vingt-sept ans, souffre depuis six ans d'une maladie à la jambe gauche, sans avoir jamais pu obtenir de soulagement positif, malgré tous les soins dont elle a été entourée et les nombreux traitements médicaux et chirurgicaux auxquels elle a été soumise. La position de cette jeune femme, séquestrée du monde et de la vie ordinaire par sa maladie, inspire une profonde compassion. Elle a passé par de cruelles épreuves pendant les six années qui viennent de s'écouler. Elle a dû presque constamment garder le lit, sans y trouver le soulagement désiré; pendant de longues périodes elle a été même forcée d'y rester immobile, le moindre changement de position déterminant une aggravation de douleurs. Une fois entre autres elle a dû rester pendant trois longs mois couchée sur le ventre, la jambe ne permettant pas le décubitus latéral. Quand elle voulait profiter d'une légère amélioration pour essayer de se lever pendant quelques instants seulement, la nuit suivante se passait en pleurs et gémissements, tellement les douleurs en étaient augmentées.

Le rang élevé de sa famille permit d'avoir recours, dès le début du mal, à toutes les ressources médicales de Saint-Pétersbourg. Tout fut employé et essayé inutilement. Il en fut de même de plusieurs consultations faites à l'étranger, surtout en Allemagne, Berlin, Dresde, Heidelberg, etc., ainsi que de plusieurs cures thermales, bains de mer, changement d'air, etc., auxquels elle fut soumise.

Tout ayant ainsi cruellement échoué, il fut décidé que la malade serait envoyée à Paris, et d'abord adressée à M. le professeur C***. Elle s'y transporta donc avec toutes les précautions nécessaires pour son état de souffrance. Les conseils de cet éminent praticien n'ayant pas eu de succès, madame R*** s'adressa successivement à toutes les notabilités chirurgicales de la capitale, en exigeant chaque fois, selon le vœu de sa famille et de son médecin russe, M. le docteur Bouyalsky, que les opinions et consultations lui fussent données par écrit avec un pronostic bien précisé. Sous ce dernier rapport ces consultations ne furent pas rassurantes pour la pauvre patiente, aucune ne pouvant donner l'espoir de la guérison qu'elle demandait. Le séjour au lit fut indiqué unanimement comme le moyen de soulagement le plus certain, quoiqu'il offrît de graves inconvénients pour la santé générale. A Paris, de nouveaux bas élastiques furent essayés et aussitôt abandonnés. Il en fut de même de plusieurs autres remèdes, et entre autres d'une cure de bains fortement préconisée pour les maux de cette nature, où la malade ne put rester que quelques jours, parce que son mal en fut aggravé.

Les eaux d'Aix en Savoie, si efficaces et si réputées par les cures remarquables qu'elles procurent dans les diverses maladies où la douleur est le caractère principal, lui ayant été chaudement recommandées par plusieurs des médecins consultés, madame R*** consentit encore à en faire l'essai. Peu de jours suffirent pour démontrer à M. le médecin inspecteur de ces eaux, Baron Despine, que ce remède allait en sens contraire. Ce fut aussi l'opinion de M. le docteur Mayor fils, de Genève, consulté à cette occasion. La cure fut donc interrompue après une aggravation de mal, et la malade, découragée à bon droit, alla se réfugier à Vevey, pour y passer l'hiver. Elle se rendait ainsi, sans s'en douter, dans la contrée où la maladie variqueuse abonde, comme nous l'avons dit précédemment, et où elle est pour ainsi dire endémique.

Quoique souvent découragée au point de prendre la résolution de ne plus rien tenter contre un mal qui résistait à tout, madame R***, vaincue d'autres fois par la souffrance et par son désir ardent et bien naturel à cet âge d'être guérie, se laissait aller à de nouveaux essais. C'est ainsi qu'on peut comprendre le nombre considérable de remèdes, soit locaux, soit généraux, qui furent employés dans ce cas, ainsi que le grand nombre de médecins auxquels elle eut recours.

A Vevey, le hasard mit la malade en rapport avec madame S***, qui lui dit qu'elle avait eu elle-même une maladie analogue, et qu'après avoir gardé le lit pendant plusieurs mois elle était allée à Nyon, où elle avait été subitement soulagée et rendue à la marche par notre appareil. Malgré tout ce qui lui fut raconté d'avantageux à cet égard et le nombre de personnes qu'on lui indiqua comme ayant été guéries de la même manière, madame R*** avait été trop souvent déçue pour donner de nouveau accès à l'espérance. Elle résista donc d'abord aux instances de madame S***, mais finit par céder plus tard à celles d'une autre personne qui lui offrit l'exemple d'une guérison analogue. Pour plus de garantie encore, elle prit conseil de M. le docteur Demontet, praticien distingué de Vevey, qui, ayant pu juger plusieurs fois l'efficacité de notre traitement, décida la malade à partir aussitôt pour Nyon, et lui remit une lettre à notre adresse pour nous la recommander.

Madame R*** arriva à Nyon le mardi 4 janvier 1853, et commença par nous faire sur son mal l'historique que nous venons de rapporter.

La jambe malade fut visitée avec soin. A peine sillonnée par quelques veines superficielles peu dilatées, le mal devait avoir une autre cause que des varices ordinaires. Depuis les malléoles jusqu'à la jarretière, le membre était uniformément et fortement tuméfié, mais c'était de cette intumescence molle, spongieuse, propre aux varices des capillaires. Cependant, à la partie inféro-postérieure de la jambe, siége principal de la douleur qui tourmentait la malade, on remarquait un endurcissement des tissus qui avait bien tous les caractères de la vraie induration variqueuse, quoique découpé en plusieurs portions ou lobes par quelques sillons superficiels. Cette partie du membre était tellement sensible qu'une pression un peu imprudente portant sur elle provoquait des cris de douleur. D'ailleurs, on n'apercevait encore aucune trace d'ulcération. La peau était à peu près naturelle et ne portait que les traces nombreuses et variées des divers moyens topiques employés depuis six ans, tels que ligatures, ventouses, sangsues, vésicatoires, emplâtres, etc.

Notre diagnostic, d'abord embarrassé, devint plus clair et plus rassurant après l'examen de la partie indurée. Nous avions évidemment affaire à l'une de ces variétés de l'état variqueux que nous avons signalées, qui portait principalement sur les capillaires profonds et qui avait passé à induration dans la partie inférieure de la jambe. Cela étant, notre appareil, sur l'indication duquel nous avions d'abord émis quelques doutes à la malade, devenait rationnel et nous offrait des chances de guérison.

L'état général étant fort éprouvé dans ce moment par suite du voyage et de la souffrance locale, la malade se mit au lit à son arrivée, et nous attendîmes qu'elle eût recouvré un peu de calme et pris le repos dont elle avait besoin.

L'appareil fut placé le samedi suivant, 8 janvier, et madame R*** engagée à un essai de marche le lendemain matin.

Encore ici le succès dépassa notre attente. Madame R*** fit plusieurs promenades dans la journée du dimanche au point d'en éprouver de la fatigue générale, mais aucune douleur quelconque dans le membre malade. Toujours anxieuse néanmoins, et doutant encore de la possibilité de la guérison, elle ne voulut point quitter la contrée et se borna à aller à Genève. Le même bien-être persistant les jours suivants, malgré la marche et la voiture, elle se décida enfin à rentrer dans son domicile, à Vevey, où elle continua à marcher, disait-elle, avec la même facilité que si elle n'avait jamais eu de mal à la jambe.

L'énorme tuméfaction du membre exigeait ici des changements d'appareils, dans le but de lui rendre son volume normal. Ils eurent lieu les mois suivants, à intervalles irréguliers, et selon les convenances de la malade, qui, n'ayant plus de souffrance, était peu empressée à remplacer le bandage avec lequel elle marchait si bien.

Pendant l'été, madame R*** profita du bien-être obtenu pour voyager, ce à quoi nous ne vîmes aucun motif d'opposition. Elle alla de nouveau à Paris, puis à Spa, etc., cette fois armée de son appareil, et voyageant comme tout le monde par les divers moyens de transports publics.

Elle nous revint en automne et s'installa dans une campagne de notre voisinage, où les appareils furent changés plusieurs fois jusqu'à ce que la jambe variqueuse eût repris son volume normal. Nous tenions à obtenir ce résultat en vue de l'avenir et dans la crainte d'une rechute, quoique déjà, depuis la pose du premier appareil, la malade ait pu reprendre les habitudes de sa vie ordinaire, et entre autres l'exercice du cheval, qu'elle aimait passionnément et qu'elle avait beaucoup pratiqué avant sa cruelle maladie.

Elle tenait, avant de rentrer dans sa patrie, à faire des essais pour juger de la solidité de la guérison, et se livra dans ce but à des fatigues de divers genres sans que la jambe en éprouvât la moindre atteinte. Elle fit souvent de longues courses à pied, et jusqu'à six heures consécutives à cheval, marcha sans appareil, avec un simple bas de coton, assista à diverses fêtes et dansa plusieurs fois une grande partie de la nuit : le tout impunément.

Madame R*** nous a quitté au commencement de l'année pour rentrer en Russie. Elle a été munie, avant son départ, d'un dernier appareil, qu'elle a emporté dans son pays comme souvenir de reconnaissance et aussi par surcroît de précaution contre une rechute. Elle écrit qu'elle a bien supporté ce long voyage, et entre autres quatre jours et cinq nuits passés sans désemparer dans une diligence entre Varsovie et Saint-Pétersbourg, et que depuis cinq mois qu'elle est de retour chez elle, où elle marche et voyage, elle n'a éprouvé aucune réminiscence de son ancien mal.

Cette observation est si extraordinaire par le mal et la guérison, que la famille de M. Delavaux, propriétaire d'une campagne près de notre ville, et dans l'intimité de laquelle cette dame étrangère a vécu pendant son séjour ici, s'est obligeamment offerte de donner à ce sujet les renseignements ultérieurs qu'on pourrait désirer. Madame R*** a désiré d'ailleurs que l'histoire de son mal fût publiée dans le but d'être utile aux malheureux patients atteints d'une manière analogue.

Nous n'augmenterons pas le nombre de ces observations, dont nous possédons un grand choix. Nous avons cité celles qui peuvent le mieux faire connaître les variétés de la maladie variqueuse.

Nous terminerons ce travail par quelques conseils à l'usage des personnes prédisposées aux varices ou déjà atteintes de ce mal.

1er *conseil.* — Prolonger le séjour au lit ou dans la position horizontale autant que cela est possible et compatible avec la santé générale.

Ce conseil est sans doute le meilleur si on n'a en vue que l'état variqueux. Il faut se garder néanmoins de le suivre d'une manière trop absolue; il importe, au contraire, de chercher à aider ce moyen et à le remplacer par un autre dès que cela est possible; car il est reconnu que la vie sédentaire est cause de nombreux dérangements et maladies, et que l'exercice, surtout par la marche, est indispensable à la santé.

2e *conseil.* — Eviter la marche excessive ou prolongée, principalement en montant ou en portant un fardeau.

3e *conseil.* — Eviter tous les efforts violents ou soutenus, et s'abstenir de tout travail qui exige de fortes contractions musculaires des jambes, surtout celui qui demande que le corps soit incliné.

4e *conseil.* — Laisser les jambes libres de toute constriction. S'abstenir de ligatures dans les vêtements, bannir les corsets, les jarretières, les attaches de caleçon, etc.

Ce conseil est absolu et ne peut offrir que des avantages à ceux qui le suivront. Les constrictions que nous blâmons sont d'autant plus dangereuses qu'elles sont perfides, leur action étant lente et insensible. Le corset étrangle le corps comme les jarretières étranglent les jambes et comme les bagues creusent un sillon sur les doigts qui les portent, sans que les personnes soumises à ces agents pernicieux en éprouvent de douleur ni même en aient la conscience.

Et cependant, que de maux résultent de ces causes! des corsets surtout, dont la production des varices est le moindre des inconvénients. En opérant une constriction lente sur les organes les plus importants à la vie de nutrition, ils resserrent la taille et déplacent peu à peu les viscères sous-jacents. Ces derniers, refoulés ainsi vers le petit bassin, déplacent à leur tour les organes qui y sont contenus. C'est là évidemment une des causes qui contribuent le plus à produire ces malaises, ces troubles de digestion, ces renversements utérins et autres affections chroniques qui sont devenues le triste apanage des femmes. Quoique ces constrictions n'agissent que fort lentement, insensiblement, et ne fassent sentir leurs fâcheux effets qu'au bout de quelques années, ces derniers n'en sont pas moins réels. Il suffit pour s'en convaincre de consulter le simple bon sens et de comparer la taille d'une femme qui n'a jamais porté de corset avec celle des personnes qui ont été accoutumées à l'usage de ce vêtement depuis l'âge de formation. Comment comprendre que des organes ainsi comprimés et déplacés, comme cela a lieu chez ces dernières, puissent remplir convenablement leurs fonctions et le vœu de la nature ?

Les constrictions des vêtements ont encore une autre conséquence fâcheuse pour la santé, c'est d'étioler la peau qui les subit et de refouler le sang à l'intérieur. Les organes profonds se trouvent par là engorgés et entravés dans leurs fonctions, et les troubles circulatoires qui en résultent disposent aux diverses dégénérescences organiques en altérant la nutrition interstitielle. On dit que les plus petites causes peuvent produire les plus grands effets, et que la goutte d'eau finit par creuser le rocher. Si on analyse consciencieusement l'action de nos vêtements constricteurs, et si on observe avec soin leurs effets insensibles sur la peau et sur l'intérieur du corps, on verra que ces deux données trouvent ici une de leurs plus réelles applications, et on sera forcé de reconnaître que la plupart des malaises habituels qui accompagnent la vie, ainsi que beaucoup de maladies chroniques si nombreuses aujourd'hui, sont le triste résultat de notre mauvaise hygiène et de nos habitudes sociales.

Les ligatures élastiques, et entre autres les jarretières, sont les plus pernicieuses de toutes; car dans le repos, comme dans la marche et les efforts, elles ne quittent jamais la peau sur laquelle elles sont pour ainsi dire collées, et interceptent ainsi la circulation des vaisseaux superficiels d'une manière non interrompue.

Les jarretières élastiques, malheureusement très-répandues aujourd'hui, sont sans doute d'un port plus agréable, parce que dans la marche et les efforts, elles cèdent aux contractions musculaires sans opérer comme les autres une constriction pénible; mais elles sont sans contredit une des causes les plus propres à développer les varices. Celles en tissu non élastique comme le fil, le coton, la laine, etc., sont moins à craindre parce qu'il arrive toujours un moment dans la journée où elles cèdent à un effort qui les distend, de manière à rendre un peu de liberté à la circulation.

Du reste, tout tissu élastique placé sur le corps a pour effet d'entraver la circulation et de faire atrophier la partie sur laquelle il repose. On en voit tous les jours des exemples frappants, et presque chaque personne adulte nous en offre quelque trace. C'est ainsi que nous avons rencontré maint bras étranglé au point d'en être rendu difforme par le port habituel de serre-bras élastiques. Ces tissus doivent donc être prohibés par la médecine comme ligatures, jarretières ou pièces de vêtements. On peut s'en servir, au contraire, avec avantage comme moyen atrophiant quand on veut faire dissiper lentement quelque engorgement extérieur qui peut être atteint de cette manière. C'est ainsi qu'un large ruban élastique est un des meilleurs moyens à employer contre le goître.

5ᵉ *conseil.* — Ne porter que des chaussettes ou des bas attachés à la ceinture par un cordon longitudinal.

Des bas ordinaires, en fil, un peu forts et attachés à la ceinture par un cordon tendu, de manière qu'ils exercent sur les jambes un certain degré de compression de bas en haut, constituent le meilleur bandage que l'on puisse porter quand on a une prédisposition variqueuse, ou même des varices déjà établies. Ils sont bien préférables, par leur mode d'action et la facilité de leur port, à tous les bas lacés, élastiques et autres, que l'on ne peut se procurer qu'avec peine, à cause de la difficulté de rencontrer la mesure exactement convenable, et même quelquefois aussi à cause de leur prix élevé.

6ᵉ *conseil.* — Les varices une fois déclarées, et à plus forte raison quand elles sont parvenues au second ou au troisième degré, il faut recourir sans délai à l'appareil antivariqueux que nous avons décrit, ou à un autre analogue agissant par les toniques astringents combinés avec la compression.

Cet appareil sera toujours trouvé fidèle et d'un succès assuré pour soulager et guérir les trois degrés de l'état variqueux, pourvu qu'il soit bien appliqué, et surtout que la compression soit adaptée, quant à son degré, aux divers cas individuels qui se présentent.

Ce bandage une fois en place et bien supporté, on comprend que les conseils renfermés dans les paragraphes précédents tombent d'eux-mêmes, le malade pouvant marcher autant qu'il le voudra et reprendre ses travaux habituels.

Nous ajouterons que l'usage des bains froids, et mieux encore celui des bains ferrés artificiels dont nous faisons usage depuis plusieurs années, et dont nous avons indiqué la composition dans un mémoire présenté à l'Académie de médecine le 9 novembre 1852, sont favorables pour combattre les prédispositions variqueuses tant locales que générales.

www.ingramcontent.com/pod-product-compliance
Ingram Content Group UK Ltd.
Pitfield, Milton Keynes, MK11 3LW, UK
UKHW012112240726
13965UKWH00004B/1731

9 782013 464703